PROPOLIS

Réalisation :
Éditions du Palémon
Z.A. de Troyalac'h
29170 Saint-Evarzec

PROPOLIS

Le complément alimentaire de la santé

André SENNE

SOMMAIRE

Le complément alimentaire de la santé

Première partie : Un savoir ancestral

Deuxième partie : Des acquis scientifiques

Troisième partie : Les applications thérapeutiques, des témoignages avérés

PROPOLIS

Le complément alimentaire de la santé

Comme tout un chacun, nous sommes sensibles aux bienfaits de la civilisation occidentale qui repousse sans cesse ses limites. Nous apprécions particulièrement, son confort et sa capacité à réduire les risques de la vie.

Aujourd'hui par exemple, quelle que soit notre situation sociale, nous pouvons, fait unique dans l'histoire, faire des choix en matière d'alimentation. Nous pouvons également, malgré le coût de la médecine, nous faire soigner à plus ou moins bon marché, grâce à l'organisation des systèmes de santé qui financent les soins et mobilisent des moyens considérables pour la recherche médicale.

Cependant, lorsque les excès de l'industrie alimentaire se conjuguent aux carences de la science, il nous arrive de penser que si elle est riche et variée, notre civilisation joue parfois à l'apprentie sorcière et semble avoir oublié une grande partie du savoir et de la sagesse accumulés par nos prédécesseurs.

Les pages qui suivent sont, à leur manière, une réponse à ces interrogations. Elles montrent que l'héritage d'anciennes pratiques et les apports de la science moderne peuvent se conjuguer pour améliorer notre santé grâce à des compléments alimentaires efficaces. Elles nous décrivent les exceptionnelles capacités de la glu résineuse des abeilles, baptisée "propolis" par les grecs antiques, à lutter contre les maladies.

Ce petit livre nous raconte l'histoire de sa redécouverte récente, nous montre la confirmation par la recherche moderne d'un savoir ancien, fait un tour d'horizon de son utilisation actuelle par la médecine et nous indique enfin comment l'utiliser au mieux pour notre propre santé. Considérée comme l'un des plus anciens remèdes de l'humanité, connue et utilisée depuis la plus haute antiquité, la propolis fut délaissée pour des raisons économiques par l'industrie pharmaceutique avant d'être totalement oubliée au début du vingtième siècle et enfin être redécouverte par le danois K. Lund Aagaard.

Biologiste et apiculteur, il en étudia pendant plus

de vingt-cinq ans les différentes variétés naturelles et mit au point le procédé de raffinage à froid qui seul permet de garantir la qualité "Propoline". Son travail, relayé par celui de nombreux scientifiques, a clairement montré la présence dans la propolis de quelque cent cinquante substances, dont les flavonoïdes, qui sont de puissants antibiotiques naturels produits par certains arbres et récoltés par les abeilles.

Dans la qualité "Propoline", la concentration des flavonoïdes est quatre fois supérieure à celle mesurée dans les produits bruts et ses effets sur la santé sont alors remarquables. Ses travaux ont permis à K. Lund Aagaard de codifier l'utilisation de la propolis dans de nombreux traitements thérapeutiques et, ce qui nous intéresse ici, dans son utilisation pour la prévention des risques de maladies.

La propolis, utilisée dans la qualité "Propoline", a des effets bénéfiques sur le système de défense de l'organisme qui sont aujourd'hui connus. Leur consommation régulière en complément d'une bonne hygiène alimentaire constitue un élément essentiel de la santé au quotidien.

Première partie

UN SAVOIR ANCESTRAL

L'exemple des abeilles

Quels qu'ils soient, les êtres vivants apprennent tous très vite, et le plus souvent à leurs dépens, que la vie est un perpétuel combat.

Ce rude enseignement se double aussitôt d'un autre qui montre que l'union de plusieurs individus renforce leurs chances de gagner une lutte. À tout cela s'ajoute enfin la nécessité de tirer parti de son environnement pour s'adapter et survivre. L'exemple des abeilles est à ce sujet remarquable puisqu'elles existent de façon quasi inchangée depuis cinquante millions d'années.

Le regroupement en un même lieu d'un certain nombre d'individus ne va pas sans la mise en place d'une organisation permettant la cohabitation de tous pour rendre efficace la communauté. Le monde moderne en est l'illustration flagrante et montre une société très structurée où chacun a son rôle. La solidarité y est même organisée pour palier aux défaillances physiques et morales qui nous guettent et assurer à la fois la cohésion et la pérennité de l'ensemble.

Il en est de même dans la nature et ce depuis la nuit des temps : Les arbres se sont organisés en forêts, les loups en hordes, les oiseaux de mer en colonies, les poissons en bancs les abeilles en essaims... Cependant cette concentration d'individus en une promiscuité plus ou moins grande présente le risque d'une transmission rapide d'un fléau. Les incendies de forêt et les épidémies dans les troupeaux nous le montrent régulièrement. Ces contaminations, souvent foudroyantes, ont en général pour origine l'immixtion d'un petit organisme dans le groupe. La minuscule brindille sèche qui s'enflamme peut mettre le feu aux arbres, le microbe qui s'insinue peut faire périr tout le troupeau. Dans la nature, on constate bien que l'individu lutte, évolue et s'adapte devant le danger pour lui échapper tandis que le groupe se structure pour lui faire face.

On constate également que plus une espèce s'organise, plus elle crée un équilibre avec son environnement et plus elle améliore ses chances de se maintenir inchangée. Sa disparition ou sa transformation ne peut alors intervenir que si un événement rapide et perturbant se produit.

À cet égard l'homme est un prédateur, en ce sens qu'il inflige des changements brusques aux systèmes naturels en équilibre. Les arbres par exemple, qui comptent parmi les plantes les plus évoluées, ont pu se préserver longtemps de toutes sortes de dangers naturels, mais les forêts ont reculé dans des proportions parfois dramatiques face aux bouleversements créés par l'être humain, même si celui-ci est de nos jours capable, par sa connaissance, de réparer ses dégâts.

L'extraordinaire pérennité des abeilles a de tout temps intrigué les hommes et on doit à notre époque d'avoir retrouvé un peu de leur histoire et approché leur secret. On s'accorde à penser qu'elles commencèrent à s'organiser en essaims il y a près de cinquante millions d'années. Pendant longtemps, toutes sortes de maladies et de parasites ont dû décimer ces groupements primitifs. Petit à petit cependant elles apprirent à trouver dans la nature les moyens de se défendre.

Elles prélevèrent, sur les bourgeons des arbres et des arbustes une résine qui, nous le savons depuis, les protège de presque tous les risques de contamination. En mélangeant cette résine à de la cire et une enzyme sécrétée par leur système glandulaire, elles en font une sorte de mastic qu'elles utilisent pour colmater leur habitat. Ce mastic mis au point par les premières abeilles est aujourd'hui appelé propolis.

Elles l'utilisent pour la réalisation d'un sas à l'entrée de la ruche avec lequel elles doivent toutes avoir un contact à chaque sortie ou entrée. Grâce à la propolis les abeilles ont pu isoler leurs ruches des agressions et parvenir jusqu'à nous avec des habitudes de vies extraordinaires.

En effet cinquante à soixante mille abeilles cohabitent dans un lieu où chacune dispose d'un espace vital de moins d'un centimètre cube pour vivre et travailler. Toutes proportions gardées, cela correspond à l'espace dont dispose une personne dans une rame de métro aux heures d'affluence. Cette concentration exige un ordre social défini jusque dans ses moindres détails et un système de santé sans faille. Si une seule abeille tombait malade, elle contaminerait en très peu de temps toute la ruche.

Si la propolis est efficace pour protéger la ruche des courants d'air et de l'humidité, les chercheurs ont montré qu'elle supprime également les bactéries et autres germes de maladies. Les fentes sont colmatées avec de la propolis et aucun parasite ne peut rentrer tandis que ceux que les abeilles pourraient ramener d'un vol de travail sont tués au plus tard lors du contact de l'abeille avec le tapis de propolis de l'entrée.

L'observation des ruches a permis de comprendre comment les abeilles viennent rapidement à bout d'intrus comme les petits rongeurs. Une souris par exemple est immédiatement piquée à mort, mais elle est bien trop lourde pour être évacuée. Les abeilles enrobent alors son cadavre d'une fine couche de propolis. Ainsi momifié il se conserve intact pendant plusieurs années alors que la température intérieure de la ruche avoisine les trente sept degrés et que l'humidité y est relativement importante.

Les deux fonctions principales de la propolis sont donc d'isoler la ruche des courants d'air et de l'humidité et de protéger la communauté contre les bactéries et les virus. Cet effet antibiotique a joué un rôle prépondérant dans la pérennité de l'espèce.

La propolis et les hommes

La propolis est connue comme remède depuis les temps les plus reculés mais dès la fin du dix-huitième siècle elle ne passait plus que pour une sorte de cire d'abeille. Il fallut attendre mil neuf cent cinquante-sept pour quelle soit redécouverte et étudiée par le Danois K. Lund Aagaard.

Le premier indice de son utilisation par l'homme est un dessin dans une caverne du néolithique, près de Valence en Espagne et datant d'environ douze mille ans avant notre ère. Les plus anciens témoignages écrits sont les plaques mortuaires de culture mésopotamienne qui datent d'environ quatre mille sept cents ans.

L'égyptologie a démontré que la propolis était utilisée lors de l'embaumement des momies. Nous devons les premières indications scientifiques sur les abeilles et leurs produits au livre du philosophe et naturaliste Aristote (384-322 avant J.C), qui savait déjà que les abeilles tiraient la propolis des "larmes des arbres". L'illustre savant appréciait ce produit pour ses propriétés guérissantes et la recommandait pour les ecchymoses et les plaies purulentes.

Les Grecs de l'antiquité ont donné son nom au produit. Propolis signifie "devant la cité". Trois siècles plus tard, le naturaliste romain Pline décrit la propolis dans ses "Traités de la science naturelle". Il la vante comme médicament "très efficace pour les yeux, les plaies et les organes internes". Son contemporain, le Docteur Dioscoride décrit la propolis comme une substance jaune, agréablement parfumée qui même à l'état sec reste souple et se tartine facilement. Il explique "qu'on la trouve près de l'entrée des ruches, qu'elle possède une force d'extraction, enlève les épines et les échardes et soigne les dartres". Il écrit aussi que sous forme vaporeuse elle agit contre les vieilles toux.

Au dixième siècle le médecin musulman Avicienne cite dans son ouvrage de médecine deux sortes de cire. L'une pure dont il écrit qu'elle apporte le miel et l'autre noire (mais dont la description fait penser à la propolis), dont il affirme qu'elle a la propriété de retirer du corps les pointes de flèches et les épines, qu'elle embellit la peau, a une action légèrement purificatrice et une forte action d'assouplissement.

Les écrits médicaux de Géorgie du douzième siècle

évoquent la propolis et d'autres produits de l'apiculture comme remèdes à l'inflammation de la cavité buccale et aux caries. Dans ces régions, la propolis est encore utilisée de nos jours dans la médecine empirique des populations rurales.

Plus près de nous, lors de leurs conquêtes, les Espagnols s'aperçurent que les Incas connaissaient également la propolis et l'utilisaient contre les infections accompagnées de fièvres. Les propriétés de guérison de la propolis ont souvent été mises à profit par les médecins militaires sur les champs de batailles, ainsi lors des guerres napoléoniennes, de la guerre des Boërs et sur le front de l'Est pendant la première guerre mondiale. Pendant la guerre des Boërs, on utilisa par exemple le "Propolisin vasogen", mélange de propolis et de vaseline comme traitement des plaies.

En mil neuf cent soixante-cinq le professeur français Remy Chauvin met en évidence la résistance des abeilles aux virus et bactéries. Les recherches menées après cette découverte ont démontré la présence d'antibiotiques naturels dans les ruches. L'américain Forse a ainsi montré que la bonne santé des essaims dépendait de plusieurs facteurs dont les plus importants sont, outre les efforts déployés par les abeilles pour éloigner les intrus, la pression osmotique du miel, les effets antibiotiques de la gelée royale, le glucose et le degré d'acidité du miel et enfin l'utilisation systématique des propriétés bactéricides et bactériostatiques de la propolis.

Différents travaux ont ensuite confirmé que la propolis était constituée d'une résine, récoltée dans certaines conditions météorologiques sur les bourgeons d'arbres comme le peuplier, le marronnier ou le sapin, que les abeilles mélangent avec de la cire et une de leurs propres enzymes.

Elles utilisent la glu résineuse ainsi constituée pour colmater leur habitat et réaliser une sorte de tapis d'entrée avec lequel toutes les butineuses doivent avoir un contact à chacune de leurs allées et venues. En mil neuf cent cinquante-sept, le danois K. Lund Aagaard découvrit un peu par hasard les vertus thérapeutiques de la propolis.

Impressionné par son expérience et s'apercevant du vide de la recherche sur le sujet il s'y consacre entièrement. De ses travaux naîtront la standardisation des préparations de la propolis dans sa forme purifiée et un guide pour son utilisation, mis au point après de nombreux tests.

La recherche moderne a depuis mis en évidence la complexité de la propolis qui contient quelque cent cinquante substances différentes. Les effets antimicrobiens, anti-fongicides, régénératifs, anesthésiques, anti-inflammatoires et cytostatiques ont été prouvés dans de nombreuses études (Lindenfelser, Bekemeyer, Konig, Mihail, Ban). La propolis contient une série de substances actives intéressantes ; les flavonoïdes, quercetine, galangine, dérivés d'acides cinnamiques) qui peuvent tout à fait induire des effets pharmacologiques (Rompp, Lavie, Neunaberg).

La présence de flavonoïdes laisse supposer des propriétés actives anti-inflammatoires et anti-obstructives. Toxicologiquement, le mélange de substances est inoffensif (Wanderka).

K. Lund Aagaard, le découvreur

Les débuts de K. Lund Aagaard avec la propolis sont suffisamment extraordinaires pour qu'on laisse le soin à celui-ci de nous les raconter.

"Mes débuts comme apiculteur ont été plutôt inhabituels. En mil neuf cent cinquante-cinq, je quittais mes fonctions de secrétaire municipal de Mern près de Copenhague pour une situation analogue à Vejby-Tibirke dans le Nord du pays.

Le jour de mon départ, l'un de mes amis, l'ingénieur Paul Hammer, m'apporta en guise de cadeau d'adieu une ruche de soixante mille abeilles en m'assurant que j'en tirerais beaucoup de plaisirs et de profits.

À cette époque déjà Paul Hammer était un apiculteur connu. Il devint célèbre plus tard grâce à ses travaux sur la vie de l'abeille. Moi cependant je n'étais qu'un pauvre novice.

Je plaçai la ruche très soigneusement dans mon nouveau jardin et tout en observant l'évolution de mes pensionnaires, je lisais de nombreux ouvrages sur l'apiculture.

Avec l'aide de quelques apiculteurs chevronnés, je parvins au bout de deux ans à produire un miel fin et doré tandis que je disposais déjà de six ruches.

J'essayais de mettre en pratique mes lectures théoriques et commençant à comprendre les activités et le rythme de vie des abeilles, je passais des heures à observer leur activité de recherche d'un nectar particulier, leur retour à la ruche les "brosses" pleines de pollen de toutes les couleurs.

Rapidement je compris que ce qu'il est convenu d'appeler la cire comprend en réalité la cire que les abeilles exsudent et celle qu'elles récoltent sur certains arbres pour calfeutrer leur ruche. Au bout de quelque temps, alors que j'envoyais régulièrement la cire pour être fondue, je gardais cette substance dont l'odeur singulière m'attirait.

En mil neuf cent soixante-cinq, lorsque le français Remy Chauvin publia le résultat de ses recherches sur les antibiotiques des abeilles, je commençais à établir le rapport entre cette résine collante à l'odeur si douce et le comportement des ouvrières de mes ruches.

L'année suivante, au début du mois de Juin, je découvris par intuition les propriétés antibiotiques de la propolis.

Je devais participer à une excursion avec mon administration malgré un sérieux mal de gorge. Au dîner j'allai si mal que je ne pus avaler le moindre morceau et pris d'une forte fièvre j'allais me coucher.

Ne pouvant trouver le sommeil, je me rappelai dans mon délire fébrile la propolis que j'avais collectionnée depuis plusieurs mois.

Je me traînai jusqu'à l'armoire où je la gardais, en pris une bonne quantité, la réduisis en poudre dans un mortier et la diluai avec de l'eau chaude. Avec l'infusion je me fis plusieurs gargarismes et bus le reste sans réfléchir davantage, puis retournai me coucher. Au matin mes maux de gorge étaient envolés et à ma grande surprise je guéris totalement dans la journée."

À la suite de cet épisode, K. Lund Aagaard fit d'autres expérimentations sur lui même et quelques-uns de ses proches. À chaque fois le résultat fut spectaculaire.

À la fin de l'année mil neuf cent soixante-sept il décida de consacrer son temps et son énergie à l'étude de la propolis. Il commença par mettre au point une méthode fiable pour séparer, à froid, la cire de la propolis. Cette technique, encore utilisée de nos jours permet d'obtenir un produit pur où les éléments actifs sont en bien plus forte concentration que dans la propolis brute.

Il poursuivit ses expérimentations sur les effets thérapeutiques de la propolis, recueillit de nombreux témoignages d'utilisateurs et mena, pour confirmer ses observations cinq grandes séries de test au cours desquels il fit participer seize mille scandinaves.

Au fil du temps, il devint le spécialiste mondial incontesté de la propolis, coordonna la recherche internationale pour la standardisation des préparations à la propolis hautement purifiée, la "Propoline", et mit en place les standards de qualité utilisés depuis dans le monde entier.

K. Lund Aagaard est mort en mil neuf cent quatre-vingt-cinq après avoir élaboré les règles d'utilisation de la Propoline en fonction des différentes pathologies.

Deuxième partie

DES ACQUIS SCIENTIFIQUES

Le système immunitaire

Si un système immunitaire en bon état est la meilleure protection contre la maladie, on peut souvent dire que celle-ci est révélatrice d'une faiblesse ou d'une surcharge de ce système.

Les recherches en ce domaine ne sont pas, et loin s'en faut, achevées. Pour autant les éléments du système de défense immunitaire apparaissent aujourd'hui avec assez de netteté. Ainsi nous allons considérer l'organisme comme une entité organisée et la maladie comme une force structurée pour l'attaquer et l'envahir.

Cette force dispose de nombreuses possibilités pour s'introduire dans l'organisme. Elle peut traverser la peau ou s'introduire dans le sang par les plus petites plaies. Elle est invisible dans l'air et peut se faire aspirer. Elle s'immisce dans les aliments, se fixe sur les muqueuses et attend d'être ingurgitée.

Cependant l'organisme est bien structuré pour lui résister. Ce sont d'abord les macrophages qui s'opposent à l'attaque. Ils repèrent plus ou moins rapidement une cellule pathogène, la réduisent en morceaux et en conservent les débris sur eux-mêmes, se muant ainsi en antigènes.

Dans chaque organisme se déplacent des lymphocytes-T à la recherche d'antigènes. Quand ils en trouvent, ils estiment systématiquement que si une bactérie a pu s'introduire, d'autres le peuvent aussi, ils déclenchent alors une alarme en répandant des lymphokines dont l'action fait venir d'autres macrophages sur la zone incriminée.

Les lymphocytes-T impriment par ailleurs une trace de l'incident, et le signalement de l'agent pathogène incriminé dans les cellules mémoires du système immunitaire qui sera de ce fait mieux à même de réagir ultérieurement. Ils stimulent enfin la formation de lymphocytes-B dont le rôle est de détruire les cellules pathogènes en déversant des anticorps.

Après avoir accompli ces différentes tâches, l'organisme permet aux cellules tueuses T d'intervenir et de détruire les débris d'agents pathogènes conservés par les macrophages et qui, bien que neutralisés, représentent toujours un danger.

Si la maladie répète une nouvelle fois son attaque avec les mêmes moyens, elle se heurtera non seulement aux macrophages, mais également aux lymphocytes-B désormais spécialisés, par leurs anticorps, dans la lutte contre cet agresseur.

Les macrophages s'opposent à toutes sortes d'intrus sans distinction et font partie du système de défense non-spécifique qui est la base de notre capacité immunitaire mais dont la mise en œuvre peut être assez longue (jusqu'à deux à trois semaines) s'il ne repère pas suffisamment tôt l'agression. Les lymphocytes-B sont a contrario spécialisés sur un seul type d'agresseur et appartiennent au système de défense spécifique qui se constitue au fur et à mesure des expositions de l'organisme aux agressions pathologiques.

Ce système est efficace s'il peut reconnaître une infection qu'il a déjà eu l'occasion de traiter et dans ce cas il est opérationnel en quelques minutes seulement.

Toutefois les agents pathogènes ont la propriété de se modifier plus ou moins légèrement dans le

---

Macrophage : Cellule du sang ayant le pouvoir d'absorber une particule étrangère. Ils interviennent dans la défense de l'organisme contre les infections.

Antigène : Toute substance qui, apparaissant dans un organisme qui ne la possédait pas, provoque chez celui-ci la formation d'un anticorps spécifique avec lequel elle peut se combiner de façon élective.

Lymphocyte : Petit leucocyte (cellule sanguine nucléée), présent dans le sang, la moelle et les ganglions lymphatiques, les amygdales, la rate et le thymus. Ils jouent un rôle essentiel dans les réactions immunitaires de l'organisme.

Lymphokines : Substance stimulant la multiplication des cellules et la sécrétion du collagène.

temps et il arrive que le système spécifique ne le reconnaisse pas, le laisse passer et s'en remette au système non-spécifique.

Il est à noter que ce système de défense non-spécifique se fatigue facilement et peut devenir négligeant et perméable si l'organisme est en mauvais état général, il peut même renoncer à sa mission s'il est trop sollicité et ne reçoit aucun soutien.

Les flavonoïdes

Pour renforcer le système immunitaire, il faut d'une part accélérer ou faciliter une ou plusieurs étapes du processus de défense de l'organisme et d'autre part le maintenir dans les meilleures conditions en état d'alerte maximum. Parmi les agents naturels qui y parviennent se trouvent les flavonoïdes.

Or ces substances existent en concentration plus ou moins forte dans la propolis brute, ce qui explique les qualités que l'homme lui attribue depuis la nuit des temps. L'un des grands apports de K. Lund Aagaard fut la mise au point d'une technique fiable pour obtenir une propolis épurée (la Propoline) dont la teneur en flavonoïdes est constante et largement supérieure à celle des produits bruts.

Outre leurs propriétés anti-inflammatoires et anti-obstructives, les flavonoïdes accélèrent le processus de destruction des agents pathogènes en améliorant la possibilité des macrophages à les neutraliser. La capacité des macrophages à éliminer les antigènes est donc plus rapide, et les lymphocytes-T peuvent intervenir avec plus d'efficacité.

La propolis est performante contre la plupart des agents pathogènes, bactéries, virus ou champignons, et ne présente pas de cas de résistance comme cela peut arriver lorsque des bactéries s'adaptent pour s'opposer à un antibiotique. Elle n'a que très rarement d'effets secondaires qui se limitent dans tous les cas à des allergies sans conséquences. Le corps humain accepte facilement cette substance naturelle qui maintient son système de défense à un bon niveau d'alerte sans l'affaiblir, contrairement à ce qui peut se produire avec les antibiotiques classiques.

Sans entrer plus avant dans des considérations scientifiques, il apparaît que ce mode d'action des flavonoïdes conduit à en imaginer une utilisation préventive qui sera d'autant plus efficace qu'elle est liée à un régime alimentaire sain.

Une illustration de ce propos a été fournie, il y a quelques années au cours de recherches archéologiques au Soudan qui ont montré que les Nubiens de la préhistoire absorbaient de grandes quantités d'antibiotiques naturels contenus dans leur nourriture. Or l'étude a démontré qu'ils n'avaient que très peu été contaminés par des maladies infectieuses. Cet exemple conforte la recherche moderne qui établit chaque jour les parallèles entre la bonne santé de certaines populations et la qualité de leur régime alimentaire et montre qu'il est possible de prévenir les problèmes de santé en renforçant son système immunitaire par une alimentation régulière adaptée.

Notre organisme est un système complexe disposant de ressources très grandes pour lutter contre les nuisances de la vie moderne, mais il est à la merci d'agents pathogènes toujours plus divers parce que produits par l'évolution de notre propre société. La seule parade est alors de lui apporter chaque jour des moyens d'améliorer son système de défense.

La propolis, dont la teneur en flavonoïdes peut désormais être connue et constante, apporte ces moyens. Consommée régulièrement, elle donne à l'organisme des moyens efficaces pour lutter contre les agressions pathogènes quotidiennes.

Propriétés bactéricides et bactériostatiques

L'effet antimicrobien de la propolis tient qualitativement à son origine. Elle contient entre autres des flavonoïdes trihydroxydes qui sont des bactériostatiques efficaces et que l'on trouve en permanence dans la gomme des bourgeons des peupliers. Une étude du Professeur Lindenfelser a mis en présence quinze types de propolis sur trente-neuf types de bactéries, deux cultures fongiques et trente-neuf espèces de moisissures.

La croissance de vingt-cinq types de bactéries et de vingt espèces de moisissures a été freinée puis arrêtée.

Un test clinique réalisé avec une culture de streptocoques a fait apparaître le mécanisme antibactérie de la propolis et montré qu'elle stimulait l'activité des bactériophages, jusqu'à les rendre deux fois plus actifs, que ces propriétés bactéricides sont deux fois supérieures à celle des antibiotiques habituels et que son action ne rencontre pas de résistance naturelle de la part des souches microbiennes courantes.

Ce test a enfin mis en évidence que la propolis stimule les processus des phagocytes et renforce la résistance générale du corps envers certains microbes.

Recherches du Docteur Diamond sur le Thymus

Le thymus, longtemps considéré comme inutile, à l'égal de l'appendice est en réalité, comme l'ont montré les recherches de l'américain John Diamond, un des points centraux du système de défense de l'organisme. On sait désormais que cette glande est indispensable à la maturation des lymphocytes-T.

À partir du thymus, la production d'anticorps est acheminée par les lymphocytes-T à l'aide d'hormones. Si cette glande est affaiblie, elle secrète moins d'hormones, les anticorps ne sont plus acheminés normalement et la réceptivité de l'organisme aux maladies est accrue. Les personnes qui ne possèdent pas de thymus ont un système de défense peu efficace.

À l'inverse les personnes jeunes et en bonne santé ont un thymus qui produit suffisamment d'hormones et sont dans une bonne situation de défense immunitaire. Le fonctionnement du thymus, en relation avec sa taille, peut être contrarié par plusieurs facteurs. L'âge, facteur ralentissant de la production d'hormones, correspond souvent à son rétrécissement. Le stress, quand il est continu, est également un facteur contrariant puisque le thymus se réduit et que dans certains cas son fonctionnement peut même s'arrêter.

Le Docteur John Diamond a montré que la propolis agit sur le thymus en améliorant sa production d'hormones, ce qui se traduit par une meilleure distribution des anticorps et donc une amélioration du système de défense. Cette accélération du fonctionnement du thymus peut être très importante.

Les études du Professeur Scheller

Au début des années quatre-vingt, le professeur Scheller, chercheur polonais en microbiologie a étudié les effets d'une préparation à base de propolis sur les pensionnaires d'une maison de retraite où la moyenne d'âge avoisinait les soixante-quatorze ans. La moitié des pensionnaires reçut la préparation test tandis que les autres reçurent une préparation identique mais sans agents actifs afin d'évaluer l'effet placebo.

Le test, réalisé de l'hiver au printemps, devait évaluer l'effet de la propolis dans la prévention des pathologies dues aux refroidissements en mauvaise saison. Si les patients traités à la propolis furent largement épargnés les autres le furent également. Par contre les résultats des analyses menées en laboratoire montrèrent de façon très nette que le système immunitaire des uns fut renforcé tandis que dans l'autre groupe il continua à se dégrader normalement eu égard à l'âge des sujets.

L'étude montra que la propolis agit aussi bien sur le système immunitaire non-spécifique que sur le système spécifique. Elle mit également en évidence que la propolis freine certain processus de dégradation du système immunitaire parmi lesquels certains rhumatismes.

Les analyses en laboratoire ont notamment montré que la propolis accélère et renforce le métabolisme cellulaire, rajeunit les cellules en leur permettant de se diviser deux fois plus vite et débarrasse le sang des staphylocoques qui peuvent présenter des résistances aux antibiotiques.

Dans son rapport d'analyse, le professeur Scheller résume lui-même son travail en ces termes :
"Dans cette étude, c'est principalement l'effet sur le système immunitaire qui est examiné, mais les autres effets positifs de la propolis sur la circulation, le métabolisme, le bien-être du corps et sur les maladies infectieuses sont attestés en même temps.

Plus l'homme vieillit, plus son système immunitaire s'affaiblit et l'organisme perd sa capacité à maintenir sa santé propre et à résister aux agents pathogènes.

On observe alors une augmentation du nombre des maladies qui est la conséquence directe de la faiblesse de la résistance du système immunitaire. L'objectif thérapeutique est de stopper ou du moins de ralentir ce processus de dégradation.

Les études que nous avons menées montrent de toute évidence, avec toute une série de résultats positifs, que la propolis, substance naturelle, développe un potentiel renforçant la résistance au processus de dégradation du système immunitaire."

L'étude d'immunologie du Professeur Scheller a été réalisée avec de la propolis en qualité "Propoline" qui s'avère la seule à garantir une composition constante.

Au cours de cette campagne, Scheller utilisa de la propolis pour traiter une bronchite chronique et constata des signes d'amélioration : Diminution du nombre de bactéries dans les mucosités, diminution de l'abondance et de la viscosité de l'expectoration, amélioration du bien-être général.

Au cours d'une autre série d'études, le Professeur Scheller utilisa de la propolis dans des maisons de retraite sur des patients âgés de soixante-quatre à quatre-vingt dix ans. Une amélioration de leur état général s'ensuivit, perceptible sur leur état physique mais également psychologique.

Scheller nota : "Dans quelques cas d'épuisement avancé, la faculté de penser et la compréhension revinrent alors que le sentiment d'être complètement abattu disparut."

Dans une troisième étude, il traita un groupe de femmes chez lesquelles des champignons de type "candida albican" avaient provoqué des inflammations vaginales violentes et persistantes. Il utilisa la propolis sous forme d'ovules. L'effet thérapeutique se manifesta avec un effet durable, dépassant la thérapie conventionnelle.

Cette étude permit à Scheller de montrer que la propolis est efficace non seulement contre les bactéries, mais également contre les champignons.

Expérimentation sur l'acné, par le Docteur Edith Lauda

Spécialiste des maladies de peau, le Docteur E. Lauda de Vienne expérimenta, il y a plusieurs années un traitement à base de propolis pour soigner une patiente atteinte d'acné conglobata.

Cette forme rare de l'affection ne s'arrête pas à la fin de la puberté mais persiste ou même se déclare à l'âge adulte. Au moment où la patiente vint consulter le Docteur Lauda elle était âgée de quarante-cinq ans et souffrait de cette maladie depuis trente ans.

Elle avait bien évidemment déjà épuisé, sans succès toutes les thérapies connues à cette époque. Au bout de deux soins avec une crème à la propolis, aucune inflammation ne subsistait et au bout de quelques semaines, l'acné avait complètement disparu.

Encouragé par ce résultat, le Docteur Lauda prescrivit ensuite la propolis sous forme de crème et de teinture à cinquante-neuf autres patients qui souffraient d'acné dont certains depuis plusieurs dizaines d'années. Pour cinquante-sept d'entre eux, le résultat fut aussi rapide et durable que lors du premier traitement.

De nombreux spécialistes se sont depuis essayés à cette thérapeutique avec des résultats sensiblement identiques. La contamination bactérienne n'est pas seule responsable de l'acné et est liée à la fois à un facteur hormonal et une perturbation du durcissement dans les follicules des glandes sébacées.

L'idée qui prévaut aujourd'hui, dans les milieux scientifiques, est que la propolis agit non seulement avec un effet anti bactérien mais également un effet sur le métabolisme et l'état hormonal qui explique les nombreux succès du traitement.

Les travaux de l'université de Kiel

Le laboratoire de biochimie de l'Université de Kiel, très actif dans le domaine de la médecine s'est employé depuis plusieurs années à étudier trois aspects des effets de la propolis .

Son effet contre les douleurs grâce à l'action des

flavonoïdes sur les prostaglandines ; sa contribution dans le traitement des empoisonnements dûs à la pollution moderne et son apport dans le processus de lutte du système immunitaire contre les virus.

Les flavonoïdes et les prostaglandines
Le rôle des prostaglandines dans notre système de défense est de resserrer les vaisseaux sanguins et de stimuler le système nerveux en libérant, entre autre, de la bradyquinine et de la substance P qui agissent comme autant de signaux d'alarme avec l'inconvénient toutefois de générer des douleurs aiguës si leur action est excessive et lancinante si elle est trop longue.

Il devient alors nécessaire de lutter contre ces douleurs et la méthode consiste à empêcher la formation de prostaglandines avec des médicaments comme l'aspirine. Les travaux menés par le Professeur Havsteen de l'Université de Kiel ont confirmé que les prostaglandines sont présentes dans toutes les parties du corps et qu'en ces mêmes endroits se concentrent également les flavonoïdes.

Les chercheurs allemands ont ensuite mis en évidence la propriété de certains flavonoïdes d'empêcher la création de prostaglandines et prouvé que ces substances naturelles n'agressent pas l'estomac ni n'agissent sur les nerfs ce qui constitue une réelle supériorité sur les médicaments de synthèse qui présentent quelquefois ces effets secondaires. Cette action des flavonoïdes sur les prostaglandines éclaire le rôle anesthésiant de la propolis en cas de maux de dents et de piqûres d'insectes.

Dans le cas d'une coupure, on sait depuis longtemps que la plaie est réparée par le collagène. Le laboratoire de l'Université de Kiel a montré que les prostaglandines activent la production d'enzymes qui détruisent le collagène puis il a mis en évidence que les flavonoïdes, en ralentissant l'action des prostaglandines sur le collagène, permettent une guérison plus rapide de la plaie.

Les flavonoïdes et les intoxications
La pollution moderne se manifeste entre autres par les rejets de gaz et de métaux lourds ainsi que par les goudrons du tabac.

Ces agents s'insinuent dans les parois intercellulaires, contrariant dans un premier temps les communications entre les cellules puis ils les pénètrent et en endommagent les noyaux ce qui peut, dans certains cas, dégénérer en cancer.

Le processus est le suivant : la cellule tente dans un premier temps de se débarrasser du goudron qui menace de l'étouffer en essayant de le modifier chimiquement pour en faire une structure hydrosoluble. Pour mener à bien cette tâche, les enzymes qui y sont affectés doivent au préalable former des époxydes.

Or ces derniers sont particulièrement réactifs et peuvent quelquefois établir des liaisons fermes entre les gènes de la cellule et les substances du goudron. Le risque est alors d'une mutation des gènes qui ensuite prolifèrent hors de tout contrôle, c'est le cancer.

On s'est aperçu que les flavonoïdes agissaient sur les époxydes et pouvaient, dans certains cas, diminuer voire supprimer les risques d'établissement de liaisons fermes entre les gènes de la cellule et les substances du goudron. Dans le cas d'intoxication avec des particules de métaux lourds en suspension dans l'atmosphère, le processus est à peu près équivalent.

Les flavonoïdes et les virus
À côté des bactéries et des champignons, les virus forment une troisième famille d'agents pathogènes particulièrement redoutables du fait de leur taille extrêmement réduite et de leur faculté à s'adapter. Ils peuvent s'établir rapidement dans un organisme sans provoquer la moindre alerte dans leur environnement immédiat.

Ils ont ainsi la particularité de s'installer dans une gangue d'albumine en attendant d'être ingurgités par une cellule de l'organisme en quête de nourriture. Sitôt dans la cellule, le virus peut alors la détruire irrémédiablement.

On s'est rendu compte que la cellule ne pouvait ouvrir cette gangue d'albumine qu'avec le concours des prostaglandines. Or les flavonoïdes ralentissent la prolifération de ces dernières, ce qui retarde d'autant les effets du virus et laisse à l'organisme le temps de le combattre.

Témoignage du Docteur Feiks

Spécialiste des maladies internes, le Docteur Feiks de l'Hôpital Klosterneuburg à Vienne avait obtenu d'excellents résultats en traitant des ulcères à l'estomac avec de la propolis.

Il décida de tenter une thérapie sur des patients souffrant d'herpès zoster ou zona. Il appliqua une solution à cinq pour cent de propolis sur les vésicules d'herpès à vingt et une personnes souffrant de cette affection.

Les douleurs typiques du zona disparurent dans tous les cas au bout de vingt-quatre heures et dans dix-neuf cas les vésicules guérirent sans rechute.

L'utilisation de la propolis dans l'ex URSS

Préconisée dans l'ex URSS par le ministère de la santé pour la médecine pratique et scientifique, la propolis pouvait y être prescrite et utilisée dans la recherche biochimique et clinique. Cette recherche a donné des résultats similaires à ceux obtenus par le Professeur Scheller.

On peut ainsi lire dans un compte rendu :

"La propolis est un stimulateur biogénétique et une substance anti-bactérienne qui, même dans les cas extrêmes, a pour effet de restituer l'aptitude au travail.

Prise au stade précoce d'une maladie, la propolis aide à guérir le patient rapidement et sans restriction. Il a été prouvé par des résultats fiables de la recherche élémentaire que la propolis est une substance guérissante qui stimule les facteurs d'immunité spécifique ou non-spécifique."

Une expérience menée à l'université de Sarajevo a démontré que la propolis est active contre les virus. On l'employa, diluée dans du miel, comme moyen de prévention contre la grippe et le rhume.

Plus de deux-cent étudiants participèrent à ce test en mil neuf cent soixante-seize, année où une épidémie de grippe asiatique affecta une bonne part de la population Yougoslave. Seulement cinq pour cent des étudiants traités contractèrent la maladie tandis que l'échantillon témoin non-traité la contracta à plus de soixante pour cent.

Le Professeur Osmanagic qui dirigeait cette étude reste persuadé que le résultat eut été encore meilleur si le traitement avait commencé plus tôt.

En effet, les sujets sur qui le traitement n'eut pas d'efficacité tombèrent malades deux à trois jours après le début de l'expérience ce qui laissait peu de temps à la propolis pour être active.

Expérimentation clinique sur des patients atteints d'asthme

Les études les plus récentes ayant mis en évidence la composition très complexe de la propolis qui contient quelques cent cinquante substances différentes, (flavonoïdes, salicylates, coumarines, dérivés d'acides cafeïques...), les laboratoires Börner souhaitèrent savoir dans quelle mesure les effets de la propolis sur l'asthme sont vérifiables aussi bien in vitro, in vivo que cliniquement par une étude en double aveugle sur des patients asthmatiques.

L'étude, réalisée au milieu des années quatre-vingt-dix, fut confiée à la Société Berlinoise d'Étude des

Maladies Pulmonaires et Thoraciques et dirigée par le Docteur Becker.

Réalisée en utilisant les techniques d'étude et d'analyse les plus récentes cette étude a nettement montré que la propolis possède des effets anti-inflammatoires et antiasthmatiques efficaces, aussi bien in vitro que in vivo.

L'étude clinique en double aveugle portait sur un traitement de deux semaines seulement, à raison de cinq cents milligrammes par jour.

Elle a mis en évidence une diminution de l'hyper-activité bronchique non spécifique chez onze des vingt-trois sujets, tandis que pour la majorité des patients, il y eut une diminution de l'activité des granulocytes dans la phase du traitement. Aucun effet secondaire n'a été observé.

À partir des résultats du test de la préparation de propolis Aagaard sur modèles cellulaires et animaux, on peut conclure que le spectre d'action de cette substance naturelle est très large et que celle-ci a en particulier une importante action anti-inflammatoire et antibroncho constructive.

Ceci se voit dans la diminution de la libération de médiateurs inflammatoires comme les radicaux libres leucotriènes B4 et 5-HETE et la réduction de la bronchoconstriction induite par l'acide arachidonique. De plus la préparation de propolis ne provoque apparemment aucune réaction allergique mais agit au contraire de façon inhibante sur la libération histaminique de granulocytes basophiles.

Les préparations de propolis pourraient, avec leurs effets évoqués antiallergiques, antiasthmatiques et immuno-stimulants, ou anti-inflammatoires et antimicrobiens connus depuis longtemps apporter une nouvelle alternative thérapeutique, avec la possibilité de réduire les doses de corticostéroïdes.

L'enseignement de cette expérience est que la propolis a des effets anti-inflammatoires et antiasthmatiques non seulement évidents mais désormais

---

Salicylates : Sels de l'acide salicylique dont certains sont employés dans le traitement des affections rhumatismales.

Coumarines : Substances présentes dans de nombreuses plantes dont les dérivés sont utilisés comme anticoagulants.

In vivo : S'applique à ce qui se produit dans un organisme.

Granulocyte : Globule blanc du sang dont le cytoplasme (matière constitutive d'une cellule à l'exception du noyau) contient des granulations et qui possède un noyau à plusieurs lobes.

In vitro : S'applique à ce qui se produit en dehors d'un organisme vivant.

prouvés cliniquement. Les étapes suivantes de la recherche en ce domaine précis sont l'évaluation d'un traitement à long terme et la définition d'une relation dose efficacité.

Troisième partie

LES APPLICATIONS THÉRAPEUTIQUES

Des témoignages avérés

Dans cette troisième partie, nous avons voulu dresser un bilan le plus complet possible sur l'utilisation de la propolis dans le monde pour le traitement des maladies. Ces témoignages de médecins et de chercheurs sont extraits de leurs publications respectives et ont été reconnus par la communauté scientifique. Dans chaque cas nous indiquerons entre parenthèses le numéro du document dans l'index bibliographique en fin d'ouvrage.

Rappelons cependant que tout traitement médical, quel qu'il soit, doit pour avoir une bonne chance de succès, faire au préalable l'objet d'un diagnostic précis par un médecin.

Le système nerveux

Stress

C'est une réaction de l'organisme en présence d'une très forte demande à laquelle il doit faire face, infection, intoxication, douleur, mais aussi plaisir, qui sont des agents stressants et lui demandent un travail d'adaptation qui vient s'ajouter à l'action intrinsèque de ces agents.

Le stress est permanent avec une intensité variable selon les événements. Il est faible pendant le sommeil et maximal après un accident. Se remettre de ces sollicitations est une question de métabolisme qui, s'il est en bon état, favorisera une régénération rapide de l'organisme en accélérant la division cellulaire. La propolis contribue à accélérer ce phénomène jusqu'à en doubler le régime (5). Cela ne libère pas d'un stress continu mais du moins, c'est un réconfort efficace qui permet d'en surmonter les accès dans les moments difficiles.

Les syndromes de la civilisation

La civilisation occidentale moderne nous entraîne à utiliser bien davantage notre cerveau que nos muscles. Notre vie s'organise, pendant de très longues périodes en courts déplacements à pied, en longues stations et déplacements assis avec simultanément une alimentation très riche, nettement supérieure à nos besoins. En résumé, nous nous sommes, pour la majorité d'entre nous, éloignés de l'environnement naturel et nous en subissons tous plus ou moins les conséquences telles que des problèmes de digestion, d'articulation, de surcharge pondérale ou encore de perturbations dans nos systèmes cardiaques et sanguins.

La propolis agit sur des enzymes régulatrices, les phosphatases, qui ont pour caractéristiques d'activer la libération de l'acide phosphorique combiné à une substance organique sous forme d'ester. Ces phosphatases sont présentes dans la plupart des tissus de l'organisme et dans le sang sous forme acide, dont la plus importante est la phosphatase prostatique, et alcaline, provenant du foie, de l'intestin du rein et des os.

En agissant sur ces enzymes, la propolis accélère et renforce les processus du métabolisme et contribue ainsi à retarder ou même à enrayer complètement les effets des syndromes de la civilisation (4).

La nervosité

Trouvant son origine, pour la plupart des cas, dans le surmenage, la nervosité se traduit par une irritation ou une émotivité anormalement aiguë avec des manifestations qui vont de la fatigue, l'insomnie, l'épuisement, le manque de concentration, l'efficacité réduite à l'excitation la plus totale.

Ces phénomènes traduisent en fait les difficultés

des rouages biochimiques de notre organisme à assimiler en permanence toutes les informations qui nous assaillent et toutes les situations qui s'offrent à nous. Il existe deux réponses à ce phénomène. La première consiste à diminuer tous les facteurs irritants que l'on rencontre, en d'autres termes à adopter un rythme plus lent et se ménager des temps de récupération plus longs.

C'est la meilleure solution mais elle est souvent incompatible avec nos engagements familiaux, professionnels et sociaux. L'autre solution consiste à essayer de faire tourner plus vite nos rouages biochimiques dans la mesure où cela peut se faire sans effets secondaires. C'est effectivement ce qui se produit lors d'un traitement à la propolis qui est une substance naturelle parfaitement assimilable qui fortifie et accélère presque tous les processus métaboliques de l'organisme (5).

Parmi les effets néfastes d'une nervosité excessive figurent certaines maladies internes comme celles de l'estomac et de l'intestin. Ces dernières trouvent leur origine dans un dérèglement des muscles lisses affectés aux fonctions de la vie végétative, en l'occurrence les muscles viscéraux, qui reçoivent leur innervation du système sympathique. Ils se contractent lentement et échappent à l'action de la volonté. Le système nerveux sympathique est par ailleurs responsable de la synchronisation de la sécrétion glandulaire.

Plusieurs expérimentations ont montré que les flavonoïdes agissent sur le système sympathique. L'intestin est de cette manière libéré de sa suractivité et sa fonction peut se normaliser rapidement (25).

Les douleurs

Elles accompagnent dans la plupart des cas un problème de santé et en sont souvent les premiers signaux.

Cette fonction de signal d'alarme peut toutefois prendre des proportions gênantes voire insupportables, surtout lorsque le problème de santé est parfaitement diagnostiqué et que son traitement est déjà mis en place.

Nous avons, dans les pages précédentes (P.41), montré par quel biais les prostaglandines sont à l'origine de la création biochimique des douleurs et relevé la propriété de certains flavonoïdes d'agir sur leur création.

Le traitement de la douleur avec la propolis, et particulièrement avec la qualité "Propoline", est effectivement très efficace. Cette propriété particulière est d'ailleurs exploitée depuis de nombreuses années dans l'ex-URSS où les anesthésies locales en chirurgie dentaire et en chirurgie animale sont réalisées à base d'extraits de propolis (30).

Le nerf sciatique
Suite à une blessure, un Suédois souffrait de douleurs extrêmes du nerf sciatique depuis ses quatorze ans à tel point qu'il obtint d'être mis en retraite à quarante-six ans. Quelque temps plus tard il se fit soigner par des compresses de propolis. Au bout de trois jours seulement ses douleurs disparurent (6).

Le système respiratoire

Bronchite
Fort heureusement traitée le plus souvent en temps utile et de ce fait présente en des formes bénignes, la bronchite, si elle n'est pas traitée à temps présente des risques importants. C'est une inflammation aiguë ou chronique de la muqueuse des bronches qui fait l'objet d'une surveillance stricte de la part du corps médical.

La bronchite chronique est une cause reconnue d'insuffisance respiratoire et peut jouer un rôle dans l'apparition d'un cancer du poumon. Il y a quelques années en Pologne, un établissement de soins avait rassemblé cinquante-cinq personnes atteintes d'une forme extrême de bronchite chronique contre laquelle tous les essais de thérapie avaient échoué.

Ces patients furent soumis en clinique, à un traitement à base de propolis. Au bout de plusieurs jours la quantité et la viscosité des expectorations diminuèrent sensiblement, les valeurs immunitaires évoluèrent positivement, le nombre d'agents pathogènes de la bronchite dans l'expectoration diminua nettement tandis que l'état général des malades s'améliora dans soixante-dix pour cent des cas (4).

À Bucarest en Roumanie, il existe une clinique spécialisée en apithérapie, soins à base de produits des abeilles. Elle affiche un taux de réussite exceptionnellement élevé dans le traitement des bronchites à long terme avec la propolis (8).

Grippe

Si nous avons parfois tendance à nommer ainsi de gros rhumes ou de bonnes angines, la grippe ou influenza, est une maladie très contagieuse, presque toujours épidémique, due à divers virus. Elle débute brutalement, se caractérise par de fortes fièvres avec courbatures, asthénie et rhinopharyngite, parfois suivie de complications pulmonaires. La transmission de la maladie se fait essentiellement par contact direct.

La propolis ne fait pas non plus de différence entre une grippe et un refroidissement. Avec ses qualités prophylactiques et thérapeutiques, elle vient relativement facilement à bout de tous ces agents pathogènes y compris les myxovirus influenzae. Un test de l'Université yougoslave de Sarajevo (15) à l'époque ou sévissait le redoutable virus de la grippe asiatique l'a clairement démontré.

Des étudiants qui participèrent à l'expérience, ceux qui avaient absorbé de la propolis en prophylaxie furent épargnés à quatre-vingt-dix pour cent tandis que les autres contractèrent la maladie à plus de soixante pour cent (voir P.44).

Pneumonies
On désigne ainsi toute inflammation du poumon due à des germes infectieux et qui peut se manifester sous la forme d'un foyer unique ou au contraire de foyers multiples en prenant des formes plus ou moins graves suivant son origine.

On distingue ainsi les pneumonies virales qui se déclarent sur des infections respiratoires dues à différents types de virus. On regroupe également les pneumonies éosinophiles caractérisées par une infiltration pulmonaire. La plupart est provoquée par des réactions à des champignons, des parasites et des médicaments.

D'autres types de pneumonie ont des origines plus précises telle la pneumonie à mycoplasme, la pneumonie des légionnaires, la pneumonie éosinophile tropicale et la pneumonie à influenzavirus.

Une étude menée en clinique dans l'ex-URSS soumit à un traitement à base de propolis quinze enfants atteints de pneumonie chronique accompagnée de sécrétions abondantes. Pour quatorze d'entre eux, le mal disparut et ne réapparut pas dans l'année d'observation qui suivit (24).

Tuberculose

Il y a plusieurs dizaines d'années, la tuberculose faisait mourir des centaines de personnes tous les ans. Bien que maîtrisée depuis elle n'est toujours pas éradiquée et fait même son retour à l'occasion de catastrophes humanitaires. C'est une maladie infectieuse et contagieuse dûe au bacille de Koch, commune à l'homme et à certains animaux qui se caractérisent par la présence de nodules tuberculeux. La tuberculose peut revêtir des formes très diverses selon son mode d'inoculation, son étendue, son mode d'évolution et le degré de résistance de l'organisme.

L'infection se fait le plus souvent par inhalation et délocalisation le plus fréquemment dans les poumons.

Dans les années soixante, des chercheurs allemands ont mis en évidence l'action de la propolis sur le développement des bacilles tuberculeux. Ce travail fut repris par plusieurs groupes d'études, en ex-URSS, qui l'utilisèrent avec succès dans le traitement de personnes atteintes de la maladie (31).

Inflammation des sinus
L'inflammation des sinus peut facilement dégénérer en maladie chronique. C'est ainsi que le Professeur allemand H. Warning, spécialiste de l'apithérapie fut amené à effectuer sur lui-même avec succès un traitement à base de propolis (26).

Le système sanguin

Coupures
Une coupure est une blessure par objet tranchant. Elle provoque en général la lésion d'un vaisseau sanguin et dans les cas graves, il peut y avoir hémorragie.

Dans un tel cas, il est impératif de rallier le centre d'urgence le plus proche. De la même façon, s'il est nécessaire de refermer une plaie avec des points de sutures, il faut consulter au plus vite son médecin traitant.

Les coupures bénignes sont évidemment les plus répandues dans la vie courante. Elles se guérissent naturellement plus ou moins vite suivant notre état de santé général. L'organisme dispose en effet d'une protéine complexe, le collagène qui est l'élément constitutif essentiel des fibrilles collagènes.

Regroupés en faisceaux, ces derniers soutiennent, renforcent et réparent la paroi cellulaire blessée avec plus ou moins d'efficacité suivant que cette action est contrariée ou non par la présence de nombreuses enzymes. L'activité de ces enzymes est assez fortement réduite par les agents actifs de la propolis.

S'ils sont présents en nombre suffisant dans l'organisme ils permettent ainsi aux fibres collagènes de colmater la coupure plus rapidement et celle-ci peut alors guérir plus vite.

Il est à noter que dans ce cas précis la propolis agit non seulement pour hâter la guérison d'une coupure mais en même temps pour calmer les douleurs qu'une blessure peut provoquer.

Hypertension artérielle

Il y a hypertension artérielle (HTA) lorsque la pression artérielle s'élève au-dessus de 130/90 mm de mercure. Ce phénomène peut provoquer des troubles graves de circulation du sang ainsi que des défauts d'irrigation du cerveau et ce d'autant plus que le patient souffre d'artériosclérose ou de déficit de défense immunitaire.

Un groupe de scientifiques bulgares a examiné l'influence de la propolis sur l'hypertension. L'étude concernait (7) un groupe de trente-quatre personnes ayant des tensions artérielles pathologiquement élevées.

Une baisse moyenne a pu être constatée qui va de 10 à 15 mm de mercure pour les valeurs systoliques les plus élevées et de 5 à 10 mm de mercure pour les valeurs diastoliques les plus basses. Outre le fait que la propolis atténue la pression artérielle, elle renforce la résistance des vaisseaux sanguins et renforce également le système immunitaire. Elle est donc particulièrement indiquée dans la prévention des pathologies.

Certaines formes de ces maladies, dans lesquelles l'hérédité est impliquée de façon essentielle, peuvent aboutir à une sollicitation excessive des vaisseaux sanguins.

À un stade avancé, des saignements internes se déclarent presque inévitablement, principalement au niveau des vaisseaux coronariens qui alimentent les fonctions vitales de l'organisme. Une sous-alimentation de ces organes en oxygène est donc possible et représente un danger pour le cœur et le cerveau.

Chaque saignement interne expose en outre aux risques d'une thrombose ou d'une embole dont le

---

Systole : Période pendant laquelle le cœur se contracte et chasse le sang dans les artères.

Diastole : Période pendant laquelle les cavités du cœur se remplissent de sang.

déplacement et l'arrêt brutal provoquent l'embolie c'est-à-dire une obstruction brutale d'un vaisseau sanguin. Utilisée à titre préventif, la propolis contribue à éviter ces complications.

En effet les flavonoïdes qu'elle contient renforcent l'action des collagènes (voir P.64), ce qui contribue notablement et durablement à renforcer les parois des vaisseaux, diminuant ainsi d'autant les risques de saignements internes (11, 12).

Cholestérol

L'artériosclérose est responsable d'innombrables problèmes de santé parfois très graves. Sous ce terme on désigne en fait toutes les affections caractérisées par un durcissement et un épaississement des parois artérielles, y compris les plaques d'athérome dont l'origine est le dépôt de cholestérol dans les artères.

Le cholestérol est présent dans la plupart des tissus de l'organisme humain et il entre dans la constitution des lipoprotéines du sang. Son origine peut être endogène et exogène, sa biosynthèse

---

Thrombose : Caillot qui se forme dans un vaisseau sanguin.

Embole : Corps étranger (caillot, bulle d'air ou de gaz, amas de bactéries) qui se forme dans un vaisseau sanguin.

peut se faire dans toutes les cellules vivantes mais en particulier dans le foie. Le cholestérol est transformé par oxydation en acides biliaires et concourt à la biosynthèse des hormones stéroïdes.

On lui attribue un rôle dans le transport des acides gras insaturés. Lors du symposium de mil neuf cent soixante-dix-huit en Yougoslavie (9) le Docteur Fang Chu apporta les conclusions d'une étude menée sur quarante-cinq patients ayant un taux de cholestérol très élevé et dont certains souffraient d'infarctus ou d'hypertension.

Ces personnes reçurent trois fois par jour pendant un mois une capsule à la propolis. Dans tous les cas le taux de cholestérol baissa sensiblement, ce qui permit aux responsables de l'étude d'affirmer que : "la propolis a une influence favorable sur le cœur, les parois des vaisseaux et tous les troubles dûs à l'artériosclérose" (9).

Contractures

Plus généralement appelées crampes, ce sont des contractions involontaires, prolongées et accompagnées de rigidité, d'un ou plusieurs muscles. Occasionnées par une mauvaise circulation du sang, elles sont extrêmement douloureuses et contraignent à s'immobiliser le temps de la crise.

La crème à la propolis est ici très efficace et peut être d'une grande aide pour les personnes sujettes aux contractures (6, 10). L'application doit se faire par massages vigoureux des jambes, de préférence le soir avant de se coucher.

Hémorroïdes

Elles s'apparentent aux varices et affectent les veines de la muqueuse de l'anus et du rectum qui se dilatent exagérément. Elles sont souvent externes c'est-à-dire en dessous du sphincter anal mais parfois internes si situées au-dessus.

On comprend immédiatement l'intérêt d'utiliser la propolis dans leur traitement puisqu'elle agit non seulement sur la pression artérielle mais également sur la résistance des vaisseaux. Pour traiter les hémorroïdes, on utilise de la crème à la propolis qui peut être appliquée aussi bien pour les affections externes et internes.

Par ailleurs, il faut remarquer que la région anale constitue un terrain idéal pour les micro-organismes de toutes sortes et réclame de ce fait une hygiène très stricte. On remarquera que la propolis, dont nous avons à plusieurs reprises souligné l'action efficace contre les agents pathogènes tels que les bactéries et les champignons est particulièrement indiquée pour lutter contre les affections qu'ils pourraient y provoquer (6,19).

Le système digestif

L'ulcère gastro-duodénal

On désigne sous cette appellation une entité clinique englobant l'ulcère gastrique et l'ulcère duodénal en raison de la similitude de leurs manifestations. Douleurs et brûlures épigastriques après les repas, aigreurs, mauvaise digestion, hémorragie. Le traitement classique fait appel à des thérapies chimiques.

En Autriche, une expérimentation sur une population de trois cents malades consista à administrer à un patient sur trois, cinq gouttes de teinture à la propolis diluées dans un demi-verre d'eau un quart d'heure avant chaque repas. Chez sept de ces personnes sur dix, les douleurs disparurent au bout de trois jours tandis que dans l'autre échantillon ce résultat ne fut obtenu que dans un cas sur dix.

Les sujets présentant des pathologies extrêmes donnèrent des résultats parallèles, les opérations dans le second groupe y furent trois fois plus nombreuses.

Paresse intestinale

La propolis a une action régulatrice sur l'activité intestinale. Elle a fait preuve de son efficacité aussi bien sur des cas de constipation persistante que lors de diarrhées et selles irrégulières.

Le traitement à la propolis est proposé en priorité aux personnes d'un certain âge car il ne produit aucun effet secondaire contrairement à la plupart des laxatifs classiques.

En effet ces médicaments font éliminer l'eau du corps avec les nutriments indispensables qui y sont dissous. Ce phénomène n'a pas été observé avec la propolis et on peut même avancer qu'au lieu de suppléer aux carences du système digestif, elle l'incite à reprendre ses fonctions normales.

Une série d'examens cliniques a confirmé l'efficacité de la propolis dans les soins apportés à différents cas d'inflammations chroniques, aiguës de l'intestin. Il a également été prouvé que le manque d'appétit dû à divers troubles de l'intestin diminuait durant les périodes d'absorption de préparations à la propolis (6, 7), et que dans certains cas d'anorexie, une amélioration sensible du moral et de l'appétit du patient a été constatée.

Infections des voies urinaires
Ces pathologies sont d'autant plus difficiles à traiter que les soins commencent tardivement. En effet l'infection peut se propager très rapidement de l'urètre à la vessie, puis à l'uretère, au bassinet de rein et enfin au rein lui-même. Il est donc ici, comme pour toutes les affections d'ailleurs, nécessaire d'être vigilant et de consulter son médecin traitant le plus rapidement possible.

Une maladie prise à son début étant toujours beaucoup plus facile à traiter que lorsqu'elle a atteint son plein développement. De nombreux cas de comportement positif de la propolis face aux infections urinaires ont été constatés aussi bien en Scandinavie que dans les pays de l'ex-URSS où l'utilisation de la propolis et plus généralement de l'apithérapie est plus développée qu'en occident.

Les affections de la peau

Brûlures

Les médecins Russes Atjasow, Gussawa et Kuprjanow ont suivi pendant près d'une dizaine d'années les soins à plus de huit cents brûlés âgés de un à quatre-vingts ans.

Leur premier enseignement concerne le dosage de la pommade qui, pour avoir une efficacité maximale dans de bonnes conditions d'acceptation, doit avoisiner les quinze pour cent. Ils expliquent l'effet curatif de la propolis par son fort pouvoir anesthésiant qui réduit la souffrance des patients, son action anti-microbienne qui réduit la prolifération des micro-organismes et son influence pour

---

Granulome : Sorte de petit bourgeon de tissu, riche en vaisseaux capillaires, qui se forment sur une plaie en voie de guérison.

activer le processus de régénération. Avec le Professeur Kirsanow, ils en ont étudié l'action sur la croissance de la peau et le granulome et montré qu'elle limite l'importance des cicatrices, améliore la circulation du sang, diminue la fatigue du patient et réduit rapidement la perméabilité des vaisseaux sanguins situés à la surface des brûlures.

Lors de greffes de peau, ils ont observé que le renouvellement des pansements se fait facilement sans que la granulation en souffre ce qui contribue efficacement à réduire le temps entre l'intervention chirurgicale et la guérison complète.

Psoriasis

Il peut avoir des origines très diverses et son étiologie est encore peu connue de nos jours. C'est une dermatose, rebelle aux traitements, caractérisée par des tâches rouges, plus ou moins étendues, bien circonscrites, recouvertes de squames sèches, abondantes et friables. De nombreux témoignages attestent de l'efficacité de la crème à la propolis dans de nombreux cas, conjuguée avec un traitement interne. Il est toutefois difficile de préciser une règle au vu de la diversité des cas de psoriasis.

Les Problèmes de peau

Au premier rang l'acné qui résulte de la conjonction d'un dérangement du métabolisme, d'une variation hormonale et de l'action de certaines bactéries. Même si les divers chercheurs qui se sont penchés sur cette pathologie ne sont pas unanimes sur le processus de guérison, ils conviennent tous de l'efficacité d'un traitement à base de crème à la propolis pour l'acné, y compris l'acné conglobata qui est une des formes les plus sérieuses de cette maladie.

Les différentes formes d'herpès sont déclenchées par des virus. Elles affectent le plus souvent les lèvres mais peuvent apparaître également sur les organes génitaux ou prendre des formes extrêmement douloureuses telles que le zona.

Pour de nombreuses formes d'herpès et de zona la crème à la propolis donne de bons résultats dans des délais relativement courts suivant les cas. Ces expérimentations et ces tests ont d'ailleurs fait l'objet de nombreuses publications dans la presse médicale (17).

Manifestations courantes dans un grand nombre d'affections cutanées, les érythèmes peuvent parfois être difficiles à traiter en raison de l'état physique du patient, de sa mobilité, de sa taille s'il s'agit d'un nourrisson ou de son âge s'il s'agit d'une personne âgée.

Les écorchures au cou et à la nuque chez certains nourrissons sont dans ce cas. Elles furent traitées pour la première fois avec une crème à la propolis en Roumanie (18) où l'on a pu constater une amélioration très rapide. En quelques jours les plaies cicatrisèrent et l'irruption disparut ensuite en peu de temps. L'érythème fessier du nourrisson, ainsi que les nombreuses formes d'affections qui s'y rapportent peuvent de la même façon être traités avec une crème à la propolis dont les résultats sont le plus souvent très rapides.

Callosités

Dus à la répétition de frottements et de pressions sur un même point, les callosités se produisent en général aux mains et aux pieds (cors au pied) et plus rarement aux genoux. Elles sont le signe d'un effort intense et soutenu dans de mauvaises conditions, protections inexistantes ou mal adaptées, chaussures mal ajustées, etc. Pour éviter ces callosités la première précaution est de disposer d'un équipement pouvant les prévenir efficacement.

Malgré tout elles peuvent apparaître et dans ce cas leur traitement par des crèmes à base de propolis est très efficace. Cela fait même partie de la routine professionnelle chez les podologues en ex-URSS.

Les verrues

Elles siègent principalement aux pieds, aux mains et à la face et sont en réalité de petites tumeurs cutanées d'origine virale. Elles sont constituées par une hypertrophie des papilles du derme et sont très irrégulières avec des tailles variables.

Cela conforte le sens de la tradition populaire qui en faisait la manifestation de forces internes. Il existait encore récemment en Allemagne une guérisseuse connue pour son succès dans le traitement des verrues et qui se refusait à des soins par voie externe expliquant qu'il s'agissait là des effets d'un système immunitaire défaillant. Elle utilisait pour soigner ses patients des capsules de propolis avec des résultats probants (33), au bout d'un certain temps, et ce pour toutes sortes de verrues.

Le bien être

Troubles gynécologiques

Depuis la plus haute antiquité, les médecins ont utilisé la propolis dans le traitement des troubles gynécologiques et il a été prouvé depuis qu'elle aide à réguler le cycle menstruel. À l'occasion de ses travaux, le Professeur Scheller (voir P.37) a montré l'efficacité des traitements à la propolis dans le cas d'inflammations vaginales qui sont la plupart du temps provoquées par des champignons.

Ce champ d'application est relativement nouveau mais s'applique également aux cas d'inflammation de la vessie, des ovaires et des trompes utérines, lesquels sont en général causés par des agents pathogènes . Les soins à la propolis sont ici encore efficaces et rapides (4, 13, 14).

Perte de vitalité

Lorsqu'un organisme consomme plus d'énergie qu'il n'en reçoit, il est tout à fait logique qu'il en arrive au bout d'un certain temps à une situation de déficit d'autant plus grave si le rythme de vie et la qualité de l'alimentation sont négligés. Le plus souvent dû à l'âge ou à un stress continu, ce déficit peut conduire à la dystonie qui est une perturbation de la tonicité musculaire et de l'équilibre neurovégétatif.

En règle générale l'élément déclencheur en est le relâchement des capacités du métabolisme. Ce dernier est l'un des terrains d'application des propriétés de la propolis dont de nombreuses études ont montré les effets tonifiants et réactivants.

Les maux de dents

On regroupe sous cette appellation aussi bien les inflammations de la cavité bucco-dentaire que les saignements de la gencive, la mauvaise haleine, les caries et les parodontoses qui sont une atrophie progressive de l'ensemble des tissus de soutien des dents.

Depuis quelque temps déjà (35, 36), il a été mis en évidence l'effet anesthésiant de la propolis. Dans les pays de l'ex-URSS les chirurgiens-dentistes sont d'ailleurs nombreux à utiliser des produits à base d'extraits de propolis comme anesthésique local lors de leurs interventions.

Des produits d'hygiène dentaire existent aujourd'hui sur le marché, dentifrice, bain de bouche, gel buccal. En qualité Propoline ils contiennent un extrait, le "Propolentun" qui outre le fait qu'il supprime la mauvaise haleine prévient efficacement toutes les affections bucco-dentaires grâce à sa structure micro-fine.

La conjonctivite

Provoquée par une infection microbienne, un état allergique ou par une irritation mécanique, la conjonctivite est une inflammation de la conjonctive, muqueuse transparente et lisse qui unit le fond des paupières au globe oculaire tout en permettant leur glissement.

Les principaux symptômes de la conjonctivite sont la rougeur et le gonflement de la muqueuse avec une augmentation des sécrétions. Le traitement de sa propre conjonctivite est avec celui, célèbre de son mal de gorge (voir P.23 - 24), à l'origine de l'intérêt puis des recherches de K. Lund Aagaard sur la propolis.

Dans ses notes il décrit ainsi cette expérience :

"Pendant l'été mil neuf cent soixante-sept, mon œil était douloureusement enflammé. J'allai trouver le médecin qui me prescrivit des gouttes. Bien qu'ayant suivi ses indications à la lettre, l'irritation de mon œil ne faisait qu'empirer.

Au bout de quelques jours, aucune amélioration ne se faisant sentir et constatant que le mal gagnait l'autre œil, je cherchai une autre solution. J'écrasai un peu de glu résineuse, j'ajoutais un peu d'eau tiède et obtins un liquide jaunâtre que je filtrai plusieurs fois.

Je me mis quelques gouttes dans un œil, cela piquait mais c'était supportable. Deux heures plus tard, j'eus assez de courage pour traiter l'autre œil. Cela piquait toujours mais ce n'était pas trop douloureux.

Le lendemain mes yeux allaient mieux et l'amélioration était durable. J'étais vraiment enchanté de mon expérience".

Au même registre des affections externes de l'œil, il existe aujourd'hui des crèmes à la propolis pour le traitement des orgelets (6).

Douleurs articulaires

La répétitivité d'un même mouvement dans certaines activités humaines modernes entraîne parfois des inflammations douloureuses des muscles, tendons et graisses tendineuses de la zone d'articulation.

Ce phénomène est particulièrement fréquent dans certains sports comme le squash et le tennis, mais il apparaît également régulièrement dans les maladies professionnelles lorsque le poste de travail n'est pas adapté à sa fonction. Toutes ces inflammations sont efficacement traitées avec des crèmes à base de propolis. L'application se fait en couches épaisses, trois fois par jour.

Il est toutefois impératif de ménager l'articulation pendant le traitement. Le plus sage étant, si c'est possible d'observer un repos complet pendant ces quelques jours (4, 6).

Inflammation des oreilles
La propolis agit avec succès sur ces affections, qu'elles touchent l'oreille interne ou externe. Il en est de même dans le traitement d'abcès de l'oreille externe (4, 16).

L'âge

Troubles de la vieillesse
Avec le temps, l'organisme est soumis à une usure normale qui en affecte toutes les composantes et agit aussi bien sur le physique que sur les capacités intellectuelles, le métabolisme et le système immunitaire. Ce processus peut s'accélérer parfois si l'organisme est sollicité à la fois par une affection quelconque, une fatigue accumulée et une mauvaise hygiène de vie et peut même se dégrader gravement si le système immunitaire est défaillant.

La propolis, sans exempter de vivre avec sagesse et mesure, contribue à faire face à ces situations critiques que la vie réserve parfois. Elle trouve même là un champ d'application privilégié et mérite ici pleinement son appellation de complément alimentaire de la santé. La propolis combat efficacement l'anorexie et permet d'éviter une situation d'inanition. Une personne qui a bon appétit mange correctement et retrouve rapidement un équilibre général (1,4, 5). La propolis, prise sous forme de cure régulière ne prévient pas seulement les maladies. Elle agit également contre la fatigue intellectuelle, améliore la capacité de mémoire et ravive le métabolisme.

Les troubles rhumatismaux

On regroupe sous le terme rhumatisme des troubles douloureux, aigus ou chroniques dont les origines sont diverses et parfois inconnues, et qui affectent en général les articulations. Un médecin ne parle pas de rhumatisme sans le qualifier.

Ce peut être un rhumatisme articulaire qui débute par une angine due à un streptocoque et dont les effets peuvent aller jusqu'à des lésions cardiaques graves.

Ce peut être également un rhumatisme inflammatoire comme l'arthrite qui est l'inflammation d'une articulation, ou un rhumatisme dégénératif comme l'arthrose qui est une altération des cartilages et relève du vieillissement. Un test scientifique au Tyrol a étudié en double aveugle vingt-huit personnes traitées à la propolis et vingt-huit autres traitées avec un placebo. Ces tests concernaient des patients souffrant d'affection à la colonne vertébrale et au cou (28). Dès la première semaine, une amélioration notable fut constatée sur trois fois plus de sujets dans l'échantillon traité à la propolis.

Les troubles de la prostate

Glande masculine située dans la partie inférieure et intérieure de la cavité pelvienne, elle subit une poussée de croissance chez la plupart des hommes à partir de cinquante ans.

Cette modification peut entraîner des complications, notamment des difficultés d'érection, de miction et des douleurs et inflammations.

Une étude en ex-URSS a montré une guérison de ces complications dans soixante pour cent des cas et une nette amélioration chez les autres (27).

Les troubles de la ménopause

La ménopause est marquée par une diminution de la fonction des ovaires et la baisse des œstrogènes. Les variations d'hormones pendant cette période peuvent provoquer des troubles allant des bouffées de chaleur aux dépressions jusqu'aux problèmes cardiaques.

Une expérience, dans les années soixante-dix, au service gynécologique de l'hôpital polonais de

Goczalkowice Zdroj a montré que la propolis contribuait à diminuer nettement l'importance de ces affections en agissant en particulier sur le métabolisme.

Les pathologies généralisées

Les allergies
Les principes thérapeutiques de l'antiallergie et des médicaments pour le traitement des allergies sont basés sur la protection des mastocytes et la limitation de la libération d'histamine.

Les flavonoïdes contenus dans la propolis agissent exactement de la même façon (2) ce qui explique que les produits véhiculés par les abeilles, comme leur venin ou les pollens, et qui pourraient provoquer chez l'homme des réactions allergiques, font tout le contraire.

Cette constatation a guidé l'expérience réalisée à la Sorbonne sur huit patients souffrant de formes aiguës du rhume des foins, à telle enseigne qu'ils ne pouvaient pas sortir de chez eux, chaque année, pendant les mois de mai et juin.

Ayant épuisé les traitements alors disponibles, ces personnes furent traitées, la première année, avec de fortes doses de propolis, (huit capsules par jour). Au bout d'une semaine, ils ne souffraient plus d'aucun malaise et cet effet dura, sans faiblir, jusqu'à la fin de la saison critique.

Les deux années suivantes, ils reprirent le traitement mais avec des doses plus faibles pour une efficacité identique. Ensuite ils n'eurent plus besoin du traitement et sont actuellement considérés comme totalement guéris de cette affection (3).

Les réactions allergiques concernent une infinie variété de produits dont la plupart des médicaments. Il existe ainsi une forme rare d'allergie à la propolis qui intervient chez moins de 0,5% des individus. La précaution élémentaire pour parer à ce risque est d'en tester les effets avec une petite dose.

Les réactions allergiques éventuelles, peu étendues du fait de la modestie de la dose, peuvent apparaitre sous vingt-quatre heures et sont visibles sur la peau ou les muqueuses.

Si rien n'apparaît, ce qui est quasiment toujours le cas, les doses peuvent être augmentées sans risque car aucun autre effet secondaire d'un traitement à

Mastocytes : cellule qui contient des granulations participant à l'élaboration de divers médiateurs chimiques.

la propolis n'a jamais été observé (2).

Intoxication
Encore appelée empoisonnement, c'est l'action qu'exerce une substance toxique sur l'organisme et l'ensemble des troubles qui en résulte. Il convient de distinguer l'intoxication alimentaire de l'intoxication endogène.

La première est l'ensemble des troubles consécutifs à l'ingestion et qui peuvent provenir d'une contamination des bactéries pathogènes, de produits toxiques du métabolisme bactérien, d'une réaction allergique à certaines protéines et autres constituants des aliments et enfin de composants chimiques.

La seconde est causée par des substances nocives produites dans l'organisme soit par les toxines des germes infectieux, soit par un trouble métabolique ou glandulaire.

La propolis n'est pas un remède de premier secours dans le cas d'une intoxication. L'urgence est toujours de consulter immédiatement un médecin et de se mettre en rapport avec le centre antipoison le plus proche de chez vous.

Les traitements à la propolis sont à réserver à des traitements contre des intoxications lentes en compléments d'autres techniques complexes. Au début des années soixante-dix lors de la catastrophe au mercure de Bagdad en Irak, de nombreuses personnes moururent ou subirent de nombreuses lésions les laissant sourds, aveugles estropiés ou affectant gravement leur cerveau. Une équipe américaine étudia alors les effets du mercure sur l'organisme pour chercher les moyens efficaces de lutte contre cette terrible intoxication.

Il est apparu au cours de ces recherches que des extraits de propolis pouvaient jusqu'à un certain degré neutraliser le mercure et aider l'organisme à s'en débarrasser par des voies naturelles.

Les observations de cette campagne de recherche stipulent que la propolis peut déployer des effets mobilisants contre un certain nombre d'intoxications par des métaux, comme malheureusement celles infligées aux poissons dans la nature (32).

Le principe de cette action est que les extraits de propolis dissocient ces métaux lourds des tissus sur lesquels ils se fixent et permettent de les piéger dans le sang.

Infections
Les maladies infectieuses sont caractérisées par un envahissement de l'organisme par un agent étranger (bactérie, virus, champignon, parasite) capable de s'y multiplier. Elles regroupent l'ensemble des complications pathologiques qui en résultent.
Le traitement d'une infection impose en premier

lieu de définir l'agent pathogène qui en est responsable afin de pouvoir lutter avec efficacité. Dans le cas de la propolis, nous avons déjà observé qu'elle est efficace sur au moins trois de ces agents.

De nombreuses études scientifiques ont montré que les flavonoïdes qu'elle contient sont actifs contre toutes sortes de bactéries connues.

L'effet de ces mêmes flavonoïdes sur les virus, quoique de découverte plus récente, est désormais bien établi et les recherches continuent pour examiner leur action sur la plus large palette de souches virales existantes.

L'action de la propolis dans le traitement de pathologies dues à des champignons a également été mise en évidence notamment dans les cas d'applications gynécologiques.

On peut donc estimer que la propolis, véritable produit naturel n'entraînant que d'exceptionnelles allergies permet de lutter efficacement contre les agents infectieux et en particulier les plus virulents.

De la même façon que pour d'autres maladies, l'organisme réagit d'autant mieux contre une infection que son système immunitaire est capable de répondre avec efficacité et rapidité. Dans cette optique la consommation de propolis à titre préventif est particulièrement indiquée.

Quatrième partie

LA PRÉVENTION

Renforcer le système immunitaire

Notre capacité à résister aux agressions pathogènes, quel que soit le degré de gravité de l'affection qu'elles engendrent, dépend de l'état de notre système immunitaire. Il s'avère que nos défenses dépendent pour beaucoup de notre forme physique et que celle-ci est directement liée à notre alimentation et à un minimum d'exercice.

Toutefois le rythme effréné de la vie moderne ne nous laisse pas toujours le temps nécessaire pour étudier l'équilibre de nos repas et nous ménager le temps nécessaire à des loisirs sains et des phases de récupération. Au contraire la société moderne nous impose souvent stress, surmenage, repas vite expédiés, manque de sommeil, activités sédentaires, etc.

En résumé, à mener une vie mal réglée, nous mettons à mal notre système de défense. Si cela ne produit en général que peu d'effet chez des sujets jeunes, il n'en va pas de même quand les années s'accumulent. À partir d'un certain âge, mais il n'est jamais trop tôt en la matière, s'impose une prévention efficace des accidents de santé.

La prévention bien comprise commence par une bonne connaissance de soi et à cet égard votre médecin est le mieux placé pour faire découvrir vos faiblesses. Nous avons dans les pages précédentes (25) souligné les progrès de la connaissance scientifique sur le lien entre l'alimentation de certaines populations et leur résistance aux maladies. Ces exemples illustrent l'importance d'une alimentation équilibrée.

Elle doit toujours être adaptée aux conditions du moment, qu'il s'agisse du temps qu'il fait ou de l'intensité de l'activité physique et intellectuelle. Ainsi adaptée l'alimentation favorise la santé en maintenant l'efficacité du système de défense immunitaire.

La vie moderne ne permet pas toujours cette régulation de l'alimentation. Il devient alors nécessaire d'apporter à l'organisme les compléments indispensables à sa santé avec des auxiliaires alimentaires naturels capables de soutenir son système de défense.

La propolis est le plus efficace de ces compléments alimentaires. C'est un produit de la nature qui contient un grand nombre de substances, parmi lesquelles les flavonoïdes, aux propriétés actives et bénéfiques sur l'activité biologique de l'organnisme.

Les préparations à base de propolis

L'efficacité de la propolis est due, en particulier,

aux flavonoïdes qu'elle contient ce qui explique l'acharnement de K. Lund Aagaard à mettre au point une méthode fiable pour mettre à la disposition du plus grand nombre un produit présentant des garanties de composition.

C'est ainsi qu'il a mis au point la qualité "Propoline®" à partir du produit brut recueilli dans les ruches qui sera débarrassé à froid, pour préserver ses qualités, des débris divers et de la cire avec lesquels il est mélangé.

La méthode toujours utilisée depuis permet de raffiner la propolis brute, d'augmenter la concentration de flavonoïdes qui y est quatre fois supérieure, et d'en élargir le registre d'action en mélangeant des propolis issues de ruches différentes.

Grâce à la stabilité de la composition de sa "Propoline®", K. Lund Aagaard a pu mener des expériences fiables sur ses effets et jeter les bases d'une utilisation circonstanciée de la propolis.

Il a ainsi mis au point plusieurs présentations de la "Propoline®" en fonction des modes d'absorption et des effets visés.

Propoline® Grande A

Elle se présente sous forme de granulés à mastiquer et prend au bout de deux à trois minutes la consistance d'un chewing-gum qui va libérer progressivement les flavonoïdes. Au bout d'environ une heure de mastication elle se désagrège et doit être avalée.

Cette présentation peut être utilisée pour le bien-être du nez, de la gorge, des sinus, des yeux, des oreilles, des poumons et des voies respiratoires en cas d'encombrement.

Elle convient également dans le cas de dermatoses, de perturbations glandulaires et de dérèglement hormonaux (préménopause, ménopause).

Elle s'utilise également sous forme d'emplâtre à apposer sur les gencives le soir au coucher et à garder toute la nuit en cas d'abcès dentaires, gingivites, déchaussement des dents... Des emplâtres peuvent être également apposés sur les verrues, durillons, cors aux pieds qui tomberont avec leurs racines au bout de quelques jours.

La Propoline® Grande A s'utilise pour renforcer le système immunitaire et est à employer en prévention par toutes les personnes soucieuses de préserver leur vitalité.

Propoline® Granuleret B
Il se présente sous la forme de petits granulés qu'il ne faut en aucun cas mastiquer, mais avaler avec un peu de liquide, un quart d'heure à vingt

minutes impérativement avant le repas. De cette façon, il a une action bénéfique au niveau de l'estomac et apporte un confort dans le cas d'irritation du tube digestif et des muqueuses gastro intestinales. En combinaison avec le Propoline® Pulver C il résorbe les mycoses intestinales en particulier les candidas albicans.

Propoline® Pulver C

Elle se présente sous forme de poudre à avaler avec un peu de liquide et constitue la forme d'utilisation la plus couramment employée. Elle convient en outre particulièrement à toutes les personnes qui ne peuvent pas mastiquer la Propoline Grande A à cause d'un appareil dentaire ou par suite de fatigue de la mâchoire

On peut l'absorber indifféremment avant ou après les repas. L'essentiel de la résorption a lieu au niveau de l'intestin grêle.

On utilise la Propoline® Pulver C comme purifiant interne biodisponible et parfaitement assimilable par l'organisme en complément de la Propoline® Grande A. Les flavonoïdes dispensent leurs bienfaits par contact direct en traversant la parois intestinale. K Lund Aagaard la recommande en cas de surmenage, d'épuisement et de fatigue générale.

Capsules Propoline® 250 mg
Elles contiennent une propolis aux caractéristiques identiques à la Propoline® Pulver C broyée plus finement. Leur conditionnement rend leur usage plus facile. Elles sont particulièrement adaptées aux personnes âgées, aux enfants et aux personnes qui se déplacent beaucoup.

Propoline® spray buccal
Remarquablement efficace et agréable au goût, ce spray de poche est un allié de l'hygiène buccale pendant la saison hivernale. Il purifie l'haleine, assainit l'intérieur de la bouche et procure une agréable sensation de fraîcheur.

Propoline® spray nasal
Cette solution contenant 10% d'extrait de Propoline permet une parfaite hygiène des muqueuses nasales. Elle aide à évacuer les sécrétions dues au méfaits du froid. Elle dégage et purifie le nez.

Tablettes Propoline® & vitamine C
Dans ces tablettes, la vitamine C provient de l'églantier (cynorrhodon). Elles sont par ailleurs exemptes de saccharose et sont utilisées en les laissant fondre lentement dans la bouche. Elles adoucissent la gorge et sont recommandées aux orateurs et aux fumeurs.

Elles stimules les défences organiques et permettent de se protéger des agressions hivernales. Elles purifient l'haleine et rafraîchissent la bouche. On peut en prendre jusqu'à dix tablettes par jour.

Propolentum® pastilles

Ces pastilles de propoline à sucer, très concentrées sont idéales pour prévenir les infections de la gorge. Les fumeurs et les orateurs les utilisent régulièrement, elles laissent une haleine toujours fraîche.

Propolentum® + Echinacéa + Zinc en pastilles

Ces pastilles à sucer, dont les principes actifs de l'echinacéa, du zinc, de la propoline qui agissent en synergie sont particulièrement antiseptiques et désinfectantes.

Elles adoucissent et assainissent la gorge et sont appréciées dès les premiers frimas de l'hiver.

Propolysan® tablettes

Les tablettes de Propolysan® à croquer sont ultra concentrées en propoline, elles peuvent être une alternative pour les personnes ayant des difficultés à mastiquer la propoline® "Grande A".

Les flavonoïdes sont rapidement libérés dans la bouche et absorbés intégralement par l'organisme.

Gouttes à la propoline® 15ml

Leur présentation sous forme liquide rend leur emploi plus commode dans certaines conditions. C'est une préparation qui contient dix pour cent de Propoline dans une solution alcoolisée. Sa consommation, en prise de cinq gouttes plusieurs fois par jour, se fait diluée dans de l'eau, du jus de fruit ou dans une cuillerée à café de sirop à la propolis.

Crème propoline® à dix pour cent
"Si les flavonoïdes sont des substances anti-vieillissantes et anti-oxydantes, elle devraient faire merveille pour la peau..." C'est à partir de cette réflexion que K Lund Aagaard mit au point sa merveilleuse crème 10 %, qu'il suffit d'avoir essayé une seule fois pour la garder toujours... Elle pénètre efficacement et rapidement dans la peau. Très riche en flavonoïdes, elle à la couleur jaune caractéristique du baume du peuplier. Elle est conseillée pour le bien-être et le confort en cas de dermatose en association avec la Propoline Grande A. Elle convient bien également pour apaiser les brûlures et vient au secours des petits accidents cutanés (coupure, égratignure, piqûre d'insectes...). Elle est enfin recommandée pour soulager les courbatures et contractures musculaires des sportifs.

Dentifrice à la propoline®
Il contient cinq pour cent de Propoline extrait de la propolis par un procédé spécial. L'action purifiante de la Propoline® est réellement efficace dans la protection constante des gencives et des dents. Un brossage régulier élimine la formation de la plaque dentaire, calme les gencives douloureuses et assure une action décongestionnante.

Bain de bouche à la propoline®
Quelque gouttes de Propoline dans un verre d'eau en bain de bouche empêche la fermentation et la décomposition des résidus alimentaires. Il agit sur les endroits inaccessibles à la brosse à dents, désinfecte et assainit la bouche. Il est possible de l'utiliser dans les propulseurs d'eau électroniques.

Gel buccal à la propoline®
Outre une concentration de six pour cent de propolis, il contient de la sauge et de la myrrhe. Il est conçu pour accompagner l'utilisation de prothèses dentaires dont il atténue considérablement la sensation de "corps étranger". Il entretient les gencives, conforte leur capacité de résistance et les rougeurs et irritations s'atténuent peu à peu. En application directe sur les lèvres, il apaise les gerçures et les fendillements.

Qu'il s'agisse de Propoline en granulés, en poudre, la quantité de référence est toujours de un gramme. La consommation quotidienne est indiquée sur le tableau (page 104). Il donne les indications d'utilisation de la propolis.

La qualité Propoline®

Propolis ne signifie pas forcément Propoline. La documentation sur la propolis se fonde sur les tra-

vaux de K. Lund Aagard et ses successeurs, alors qu'existent sur le marché des produits différents de la Propoline® décrite et testée.
Ainsi certains utilisateurs de ces produits ont été déçus et des prescripteurs, après en avoir conseillé l'utilisation, les ont abandonnés à cause de résultats moyens voire médiocres, qui ne correspondaient pas à ceux annoncés par les revues médicales.

Il est donc tout à fait impératif de s'assurer de la qualité des produits à base de propolis.

Outre la garantie apportée par le label "Propoline" sur les emballages, il existe des moyens simples de reconnaître un véritable produit à base de Propoline. Si pour les crèmes, le contrôle est facile puisqu'elles prennent dans tous les cas, la couleur jaune des flavonoïdes la propolis à mastiquer impose un contrôle sur trois niveaux.

L'aspect
S'il s'agit de Propoline® à mastiquer, la Propoline Grande A, on peut observer une grande diversité de couleurs des grains qui composent le produit, qui vont du marron clair au marron foncé en passant par des teintes verdâtres et rouges.
S'il s'agit d'une propolis brute d'apiculteur, la couleur peut être uniforme avec un pourcentage de parties claires plus ou moins important suivant le soin apporté à la récolte. Cela indique que le pro-

duit n'a pas été purifié et qu'il contient une grande quantité de cire et par conséquent une faible concentration en éléments actifs.

Une couleur complètement uniforme indique que le produit a été purifié par chauffage. C'est un procédé économique pour éliminer les impuretés mais la chaleur détruit en grande partie les flavonoïdes et les éléments actifs y sont encore moins nombreux.

La mastication

La Propoline qui ne contient que trente pour cent de cire a la consistance d'un chewing-gum souple et se désagrège entièrement au bout d'une heure sans laisser la moindre trace de cire en bouche.

Une propolis qui contient un grand pourcentage de cire a la consistance d'un chewing-gum ferme et il faut mastiquer beaucoup plus longtemps pour qu'elle se désagrège. À ce stade elle laisse de nombreux morceaux de cire entre les dents car celle-ci ne se désagrège pas toute seule. Une préparation qui a été chauffée pour éliminer impuretés et cire, et reconstituée avec un liant n'est rien d'autre qu'un produit neutre qui se laisse mastiquer très longtemps sans effets.

La température

Avec la Propoline qui ne contient que trente pour cent de cire, les particules commencent à s'agglomérer les unes aux autres à température ambiante.

Au contraire avec une préparation qui contient un grand pourcentage de cire il faut attendre quarante-cinq degrés pour constater le même phénomène.

PRÉVENTION DES MALADIES ET COMPLÉMENT ALIMENTAIRE

Les pages qui précèdent le montrent amplement, il existe au sein même de notre civilisation occidentale d'importantes possibilités de tirer parti des ressources de la nature à condition de savoir en dégager les enseignements essentiels et de mener les investigations scientifiques capables de réconcilier un savoir ancestral et nos certitudes cartésiennes.

L'histoire de la propolis est à ce titre édifiante et montre un produit dont les effets sur la santé sont connus depuis des millénaires et que nous pouvons encore expliquer totalement. K. Lund Aagaard, qui l'a redécouverte, nous a montré que ses bienfaits sont réels.

Depuis ses expériences pionnières et la mise au point de la méthode de raffinage qu'il a initié, chaque mois qui passe en apporte une preuve supplémentaire, la propolis contient toute une variété de substances qui ont chacune un effet pharmacologique connu ou potentiel.

Au-delà de son utilisation par la médecine, la propolis nous permet également de nous prémunir contre la maladie. Sa consommation régulière maintient les défenses de l'organisme dans les meilleures conditions d'alerte. Elle agit à la fois sur les systèmes immunitaires et sur le moral qui dans bien des cas est le premier rempart contre la maladie.

Elle accompagne naturellement un bon équilibre alimentaire et une bonne hygiène de vie. Des produits tels que ceux qui existent en qualité Propoline offrent des garanties de compositions riches et efficaces et de suivi scientifique qui permettent une réelle prévention des maladies et font de la propolis le complément alimentaire de la santé par excellence.

Tableau d'utilisation de la Propoline®

Les doses repérées par le signe •, sont toujours de un gramme (1gr) et leur nombre indique la fréquence quotidienne. Les doses ci-dessous seront diminuées dès **amélioration**.

	Grande A	Granuleret B	Pulver C	Capsules 250 g	Spray	Crème 10%
Abcès			●●●			●
Acné	●		●			●
Allergies				●●		
Angine	●●●				●●●	
Aphtes	●	●	●			
Artériosclérose			●● OU	●●●		
Arthritisme	●		●●			
Arthrose	●		●●			
Douleurs des Articulations	●		●●			
Asthme				●●		
Bronchite	●●		●		●●●	
Brûlures						●
Candidose		●●	●			

	Grande A	Granuleret B	Pulver C	Capsules 250 g	Spray	Crème 10%
Cataracte	• *(1)*					
Chute des Cheveux			••			
Circulation			•• OU	•••		
Colibacillose			•••			
Colite chronique		•••				
Conjonctivite	• *(1)*					
Cystite			••			
Dermatose	•		•			•
Digestion		••	•			
Eczéma	•		••			•
Entérite		•	••			
Épuisement			•••			
Escarres			••			•
Trouble de l'estomac		•••				
Fibrome	•		••			
Flatulence		••	•			
Furoncles	••					•
Ganglions	••		•••			
Gastrites		•••				
Fatigue Générale			•• OU	•••		
Gingivite	••					

	Grande A	Granuleret B	Pulver C	Capsules 250 g	Spray	Crème 10%
Dérèglement **Glandulaire**	●●		●			
Maux de **Gorge**	●●●				●●●	
Goutte	●		●●●			
Grippe	●●		●●●		●●●	
Hématomes			●●			●
Hémorroïdes			●●			●
Hépatites	●●●		●●●			
Hypertension				●●●		
Hyperthyroïdie	●		●●			
Hypotension	●		●●			
Infections **Buccales**	●		●●		●●●	
Infections **Dentaires**	●●					
Infections **Généralisées**	●●		●●● *(5)*			
Infections des voies **Urinaires**			●●●			
Insomnie			●●			
Troubles des **Intestins**		●●●				
Jaunisse	●●●		●●●			

	Grande A	Granuleret B	Pulver C	Capsules 250 g	Spray	Crème 10%
Kystes	●		●●●			
Maladies de peau	●		●			●
Maladies vénériennes	●		●●			●
Maux de tête	●		●●			
Troubles de la Ménopause	●		●●			
Elimination des Métaux lourds	●		●●			
Migraines	●		●●			
Mononucléose	●●					
Mycoses externes	●		●			●
Mycose intestinale		●	●●			
Mycose vaginale		●	●●	●*(2)*		
Néphrites	●	●●				
Nervosité	●					
Névralgies	●		●●●			●
Névralgie dentaire	●●					
Otites			●● OU	●●		●
Infections des Ovaires	●●		●●			
Parodontose	●		●●			
Phlébite			●●●			
Piqûres d'insectes	●					●*(3)*

	Grande A	Granuleret B	Pulver C	Capsules 250 g	Spray	Crème 10%
Plaies	•					•
Prostatite	••		••			
Psoriasis	•		••			•
Infection des Reins	•		••			
Rhumatismes	•		••			
Rhume	••		•			
Rhume des foins				•		
Sinusites	••		••	•*(4)*		
Surmenage	•		••			
Tâches brunes			••			•
Trachéites	••		••			
Troubles respiratoires	••		••			
Ulcères d'estomac		•••				
Ulcères des intestins		••	•			
Ulcère variqueux	•		•			
Urticaires	•		••			
Varices			••			
Verrues	•		••			•
Troubles de la Vésicule biliaire	•	••				
Zona	•		••			•

(1) : Mastiquer de la Propoline Grande A, prélever un peu de salive avec les doigts et laisser tomber une goutte dans l'œil, renouveler deux ou trois fois l'opération durant le temps de la mastication.

(2) : Utiliser en ovule 2 fois par semaine au coucher.

(3) : Utiliser le bain de bouche ou les gouttes à la Propolis en applications externes.

(4) : Priser dans chaque narine gros comme un grain de riz de poudre contenue dans la capsule.

(5) Cas graves : prendre 1 g de Pulver C toutes les 3 heures.

ANNEXES

Index des sources médicales et scientifiques

1 - Professeur S. Scheller, "Aerztliche Praxis 95", P. 2869 - 2872 (1984).

2 - Conférence de presse "Neue Aspekte zum Apitherapeutikum Propolis", avec les Professeurs B. Havsteen, H Galka et H Modrack, Hambourg (1985).

3 - Professeur R. Chauvin - Paris, "Exposé lors du symposium sur la propolis", Budapest (1980).

4 - Professeurs S. Scheller et F. Pawlak, "Die Anwendung von Propolis-Extrakten in der Medizin, Die Heilkunst 94", P.222-223 (1981).

5 - Professeur E. Dörling, "Propolis News Letter, Referate-Dienst", (N°3 - 1982).

6 - P. Uccusic, "Doktor Biene", Ed Ariston - Genève (1984).

7 - Professeur V. Harnay, "Propolis", Ed Apimondia (1975).

8 - Professeur V. Harnay, "Discours d'ouverture du troisième symposium sur la propolis", Bucarest (1980).

9 - Docteur Fang Chu - Chine, "Exposé lors du symposium de l'apithérapie", Yougoslavie (1978).

10 - Professeur B.H. Hasvsteen, "Flavonoids, a class of natural products of high pharmacology potency", Biochem-Pharmacol, vol 32 - N°7 P.1141-1148 (1983).

11 - Professeur B.H. Hasvsteen, "Die biochemische Wirkung der Flavonoide", Z. Lebensmittelunter.u. Forsch, 170 - 36, (1980).

12 - Professeur B.H. Hasvsteen, "Propolis News Letter, Referate-Dienst", (N°5 - 1983).

13 - Professeur S. Scheller, "In-vitro-untersuchungen der Empfindlichkeit von Candida auf Propolis" Initiale Beurteilung von Propolis-Präparaten in der Behandlung der von Candida verursachten Vaginalentzündungen Pologne (1980).

14 - Docteur H. Suchy, "Bestimmung der Sensivität von Trichomonas vaginalis auf Propolis", Goczalkowice Zdroj (1980).

15 - Docteur I. Osmanagic, "Report f the preventive properties of propolis against influenza" Sarajewo (1976).

16 - K. Lund Aagaard, "Der Naturstoff Propolis", Ed Mentor - Hilleroed (1974).

17 - *Docteur F.K. Feiks, "Application locale d'extrait de propolis dans le traitement du zona", Exposé lors du symposium de l'apithérapie, Yougoslavie (1978).*

18 - *"Examen de la Polyclinique Swetogorsk sur 680 patients atteints de maladies de la peau", Exposé lors du symposium de l'apithérapie, Madrid (1974).*

19 - *Docteur Z.G. Tjeannitsjev, "Baschkirien", Exposé lors du congrès international des apiculteurs. Bucarest (1980).*

20 - *Docteur p. Lavie, "Entretiens sur la propolis", Exposé lors du symposium d'experts Bucarest (1980).*

21 - *Docteur J. Metzner, "Pharmazie", (1979).*

22 - *Gesundes Leben - Parution Février 1983.*

23 - *K. Olsen, Journal régional Frederiksborg Amts Avis du 15/8/1973.*

24 - *"Examens du service pédiatrique de la Polyclinique Kiev", cité dans "Propolis" du Docteur V. Harnay, p. 117 Ed Apimondia (1975).*

25 - *Docteur F.K. Feiks, "Primarius", Exposé lors du symposium de l'Apithérapie, Yougoslavie (1978).*

26 - Professeur H. Warning, Saarbrücken" Exposé lors du symposium de l'Apithérapie, Bucarest (1980).

27 - Professeur V.F. Orkin, Exposé lors du symposium de l'Apithérapie, Yougoslavie (1978).

28 - Docteur E. Eckl, "Reutte au Tyrol" (1980).

29 - Docteur W. Kleine, Reporte dans "Doktor Biene" Ed Ariston - Genève (1984).

30 - Éditions des comptes du symposium de l'apithérapie à Portoroz, Yougoslavie (1978).

31 - Z. Kh. Karimova & E.N. Rodionova, "Die Verwendung von Propolis in der Behandlung der Lungen und Bronchialtuberkulose", URSS (1964).

32 - Professeur B. Havsteen, Discours "Propolis und Umweltgifte", Hambourg (1985).

33 - S. Ditzen, "Merzig - Brotdorf," courrier des lecteurs de la revue allemande "Brigitte" (Février 1983).

34 - Docteurs H. & M Suchy, "L'action de la propolis chez les femmes avec le syndrome ménopausique", Exposé lors du symposium de l'apithérapie, Yougoslavie (1978).

35 - Docteur H. Schmidt, "Stomatol", RDA, 30, p.491 - 497 (1980).

36 - K. Lund Aagaard, "Zeitschrift für Imker", Ed 12/1979.

37 - Dirk Rohwedder in Zusammenarbeit mit Prof. Bent H. Havsteen "Propolis, Der Stoff aus dem Gesundheit ist" (1987) Berlin.

38 - Docteur G Becker "Klinische Testung eines Propolis - Präparates an Patienten mit Asthme bronchiale" (1997) Berlin.

Notes

Éditions du Palémon
ZA de Troyalac'h - N° 10
Rue André Michelin - 29170 St-Évarzec
Dépôt légal, 3e trimestre 2003
ISBN 2-907572-25-3
Achevé d'imprimer sur Roto-Page
par l'Imprimerie Floch à mayenne (57656)
Imprimé en France